U0257790

我的职业养成指南

如何成为医生

HOW TO BE A DOCTOR

AND OTHER LIFE-SAVING JOBS

[英]普纳姆·克里斯汗 文　[阿根廷]索尔·利内罗 图　董丽楠 译

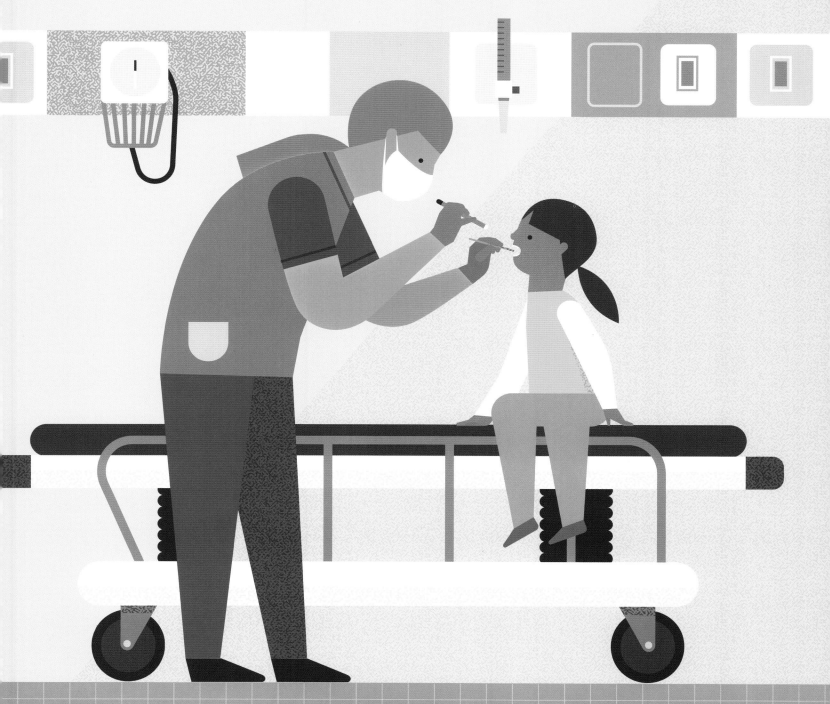

乐乐趣

西安出版社

梦想很美，而让梦想成真的力量藏在你的心里。这本书献给阿里什和埃洛拉，是他们让我梦想成真。

—— 普纳姆·克里斯汗

致敬全世界最好的医生（也是我最好的朋友）—— 卡拉·巴比里博士！

—— 索尔·利内罗

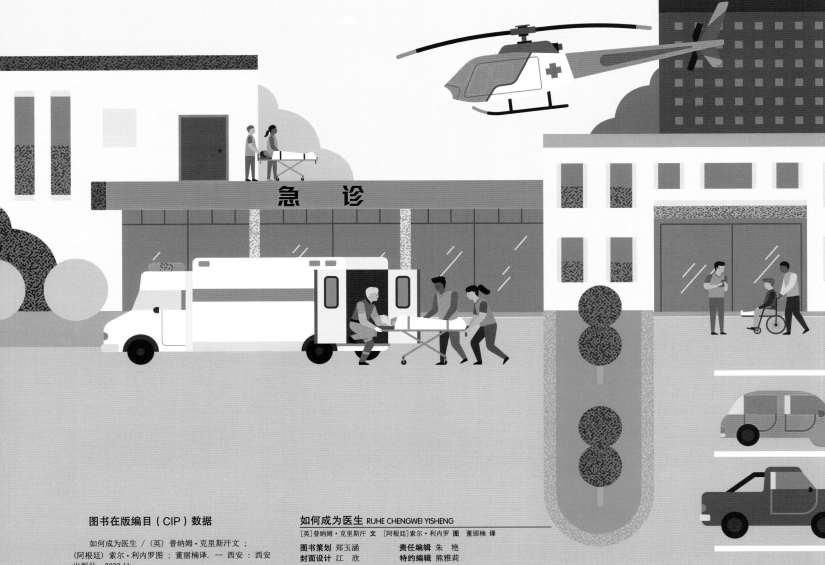

图书在版编目（CIP）数据

如何成为医生 ／（英）普纳姆·克里斯汗文；
（阿根廷）索尔·利内罗图；董丽楠译. -- 西安：西安
出版社，2022.11
（我的职业养成指南）
ISBN 978-7-5541-6300-9

Ⅰ. ①如… Ⅱ. ①普… ②索… ③董… Ⅲ. ①医生—
青少年读物 Ⅳ. ①R192.3-49

中国版本图书馆CIP数据核字(2022)第168414号
著作权合同登记号：陕版出图字25-2022-021

How to Be a Doctor and Other Life-Saving Jobs
© Text Copyright Dr. Punam Krishan 2022
© Illustration Copyright Sol Linero 2022
Copyright licensed by Nosy Crow Ltd.

如何成为医生 RUHE CHENGWEI YISHENG

[英]普纳姆·克里斯汗 文　[阿根廷]索尔·利内罗 图　董丽楠 译

图书策划 郑玉涵　　　　责任编辑 朱 艳
封面设计 江 欣　　　　特约编辑 熊雅莉
美术编辑 江 欣
出版发行 西安出版社
地址 西安市曲江新区雁南五路1868号影视演艺大厦11层（邮编710061）
印刷 上海中华印刷有限公司
开本 889mm×1194mm 1/15　印张 2
字数 67千字
版次 2022年11月第1版
印次 2022年11月第1次印刷
书号 ISBN 978-7-5541-6300-9
定价 58.00元

出品策划 荣信教育文化产业发展股份有限公司
网址 www.lelequ.com　　电话 400-848-8788
乐乐趣品牌归荣信教育文化产业发展股份有限公司独家拥有
版权所有　翻印必究

目 录

医生是做什么的？ 2

我们为什么需要医生？ 4

医学发展简史 6

如何成为一名医生？ 8

成为医生要学些什么？ 10

身体不舒服时怎么办？ 12

遇到急诊该如何应对？ 14

如何给患者做手术？ 16

产妇生宝宝时怎么办？ 18

谁来照顾老年人？ 20

你对人类思考问题的方式感兴趣吗？ 22

你喜欢做科学实验吗？ 24

还有哪些拯救生命的工作？ 26

如何应对全球健康危机？ 28

加入我们吧！ 30

医生是做什么的？

医生是掌握医药知识、以治病为工作的人。

从新生儿到老年人，只要有人生病了，就需要看医生。医生能治疗各种各样的**疾病**，如感冒、胃病、肺炎、骨折等。有时候，他们还会研发治疗各类疾病的**新药**。

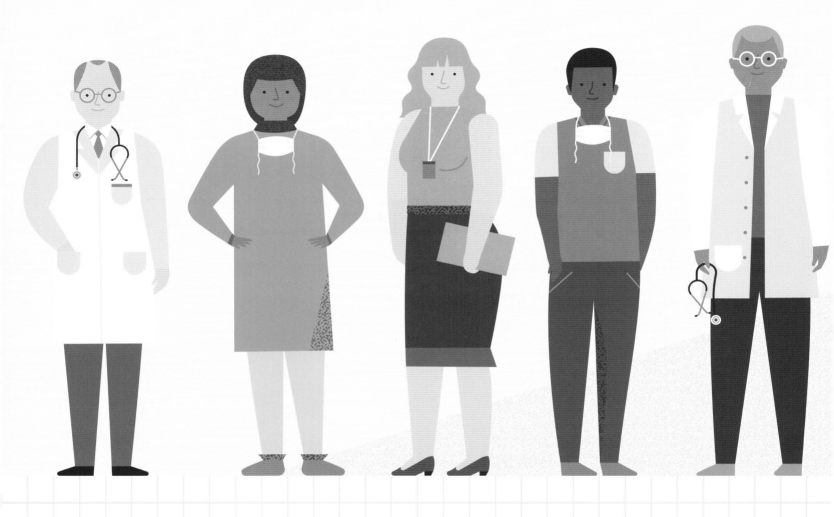

医生在不同的地方工作，包括社区医院、综合医院、医学实验室和大学。有的医生偶尔也会到患者家里出诊。

无论在哪里工作，医生都需要使用一些专门的器具来协助他判断患者的基本情况。

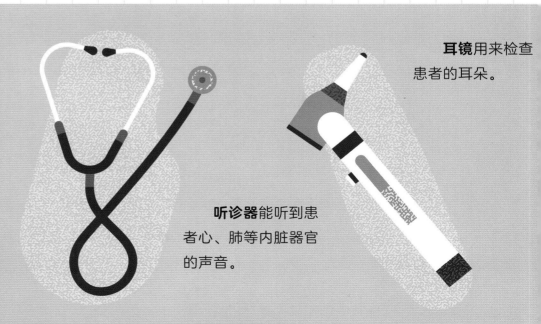

耳镜用来检查患者的耳朵。

听诊器能听到患者心、肺等内脏器官的声音。

治疗疾病不是一件容易的事，所以医生总是与其他**医务工作者**进行**团队合作**，比如：

你知道吗？
专科医生的种类超过了70种！

放射技师

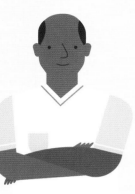

医学实验室科学家

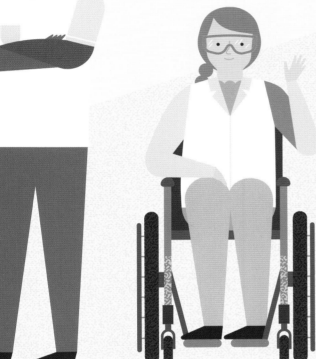

药剂师

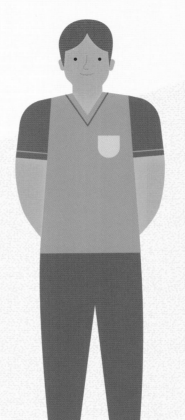

护士

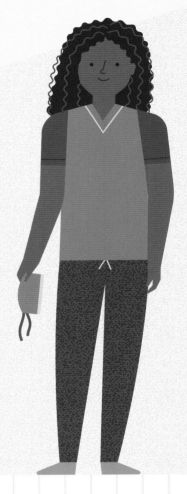

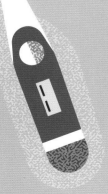

体温计能测量患者的体温。如果体温太高，就意味着人体可能存在感染。

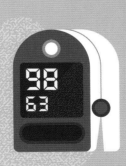

检眼镜用来检查患者的眼底。

指氧仪用来检测患者身体的血氧浓度。

98
63

医生给患者做完基本的检查后，会了解患者的基本情况，再根据自己的知识和临床经验，做出下一步诊疗的判断。

我们为什么需要医生？

100多年前，人类的平均寿命是50岁左右。

正是由于科技水平的提高和医学的发展，才使得人类的身体更健康、寿命更长。现在，人类**平均预期寿命**是75岁左右，还有许多更长寿的人。

我们需要医生，他们每天都在**拯救生命**。

医生能治疗多种疾病，也能帮助那些受重伤的人。

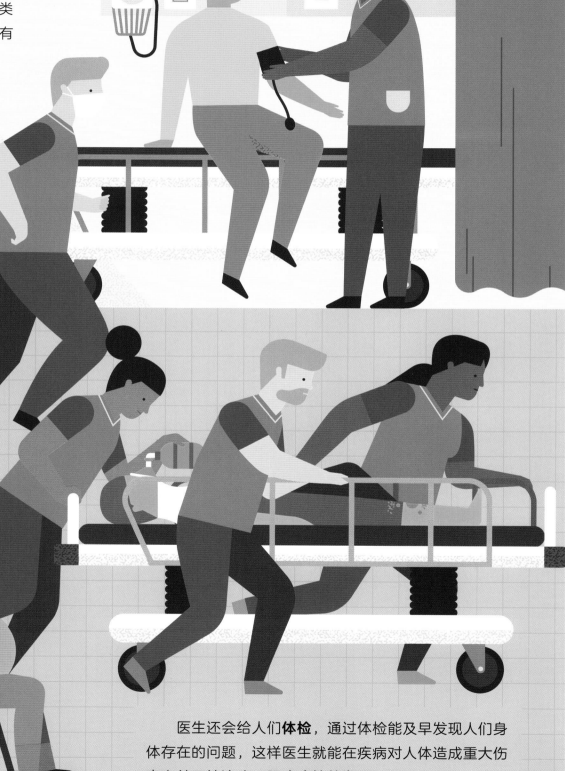

医生还会给人们**体检**，通过体检能及早发现人们身体存在的问题，这样医生就能在疾病对人体造成重大伤害之前开始治疗，**阻止病情的发展**。

世界上已知的疾病种类超过了50 000种，医生需要了解大部分常见疾病的基本知识。

为了治病，医生一般会给患者**开处方**，处方上的药物可能是口服药片或口服溶液，也可能是涂抹在身上的药膏。

医生也会为人们注射**疫苗**——一种能预防传染病的制剂。在某些情况下，医生还要给患者**做手术**，用医疗器械对患者出问题的身体部位进行治疗。

不论白天还是晚上，人随时都可能生病。幸运的是，医生一直都在，他们**轮流值班**，确保随时为需要帮助的人提供服务。

通常，医生本身就是一剂强效良药。如果你感到难过或者焦虑，和医生交流之后就会感觉好很多。

医学发展简史

自人类诞生以来，疾病就一直如影随形。从过去到现在，医生和科学家都在为治愈人类的各种疾病而努力。

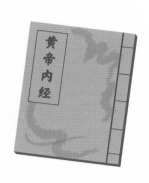

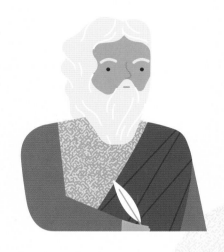

《黄帝内经》是一本综合性的医书。传说此书由黄帝所著，现在较为公认的说法是它由历代医学家增补编纂而成。

古希腊医生希波克拉底创办了医学院。现在绝大多数医学生都需要学习《希波克拉底誓言》，并进行宣誓。

匈牙利医生塞麦尔维斯发现了洗手的重要性——可以阻止病原体的传播。

公元前6世纪　　　　　　　　　　　**1796年**　　　　　　　　　　　**1849年**

约公元前2600年　　　　　　**约公元前400年**　　　　　　**1847年**

据说，古印度医生妙闻是第一个通过整形手术为患者治疗的人，他的书可能是世界上已知最古老的外科医学教科书。

英国医生爱德华·詹纳研制出了第一种疫苗，用来预防天花感染，天花病毒曾在全世界造成数亿人死亡。

伊丽莎白·布莱克韦尔是美国第一位获得医学学位的女性。

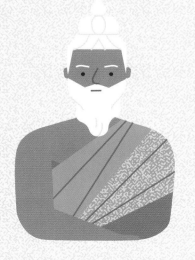

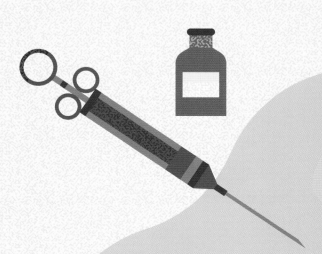

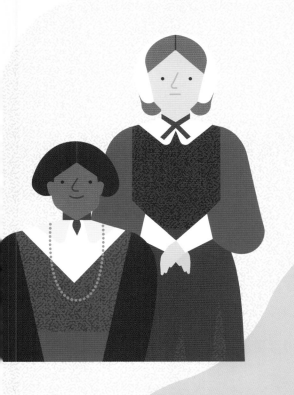

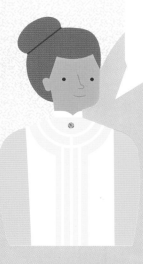

你知道吗?

　　X射线是一位名叫威廉·伦琴的教授在1895年偶然发现的。通过X射线，医生可以在不引起患者疼痛的前提下看到患者身体内部的情况。

　　玛丽·西科尔和弗洛伦斯·南丁格尔在克里米亚战争期间照顾了许多受伤的士兵。弗洛伦斯·南丁格尔还建立了第一所护士学校。

　　波兰裔法国籍女物理学家玛丽·居里发现了镭，这种元素能帮助医生治疗一些癌症。此外，她还是第一位获得诺贝尔奖的女性。

　　南非医生克里斯蒂安·巴纳德成功完成了世界上第一例心脏移植手术。

1857年

1928年

2019年

1853—1856年

1898年

1967年

　　法国微生物学家路易·巴斯德的发现，在治疗细菌和病毒引起的感染方面具有非常重要的意义。

　　英国医生、微生物学家亚历山大·弗莱明发现了第一种抗生素——青霉素，它曾拯救了数百万人的生命，至今仍在使用。

　　新型冠状病毒肺炎暴发，并在此后引起了全球性的大流行。

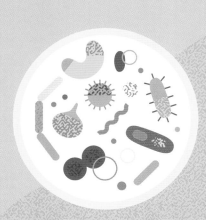

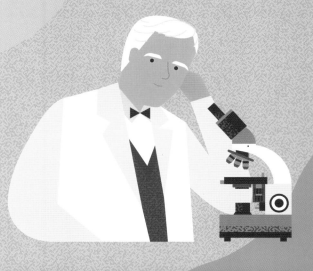

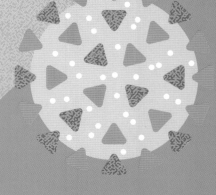

如何成为一名医生？

要成为一名医生，你需要心地善良、充满爱心、始终耐心，还要有无尽的求知欲。这是一份需要和很多人打交道的工作，所以你需要懂得如何与人沟通，并能享受与他人相处。

你要**热爱科学**，并善于**寻找解决问题的方法**。如果有一天你真的成为一名医生，也不能停下学习的脚步。科学一直在向前发展，医生需要始终保持**学习**和**研究新事物**的兴趣。

为了更好地照顾患者，医生一般是优秀的**团队领导者**，同时也需要与其他医务工作者一起工作。因此善于**与他人合作**，也是成为医生必需的技能。

想要长大后成为一名医生，现在的你可以这样做：

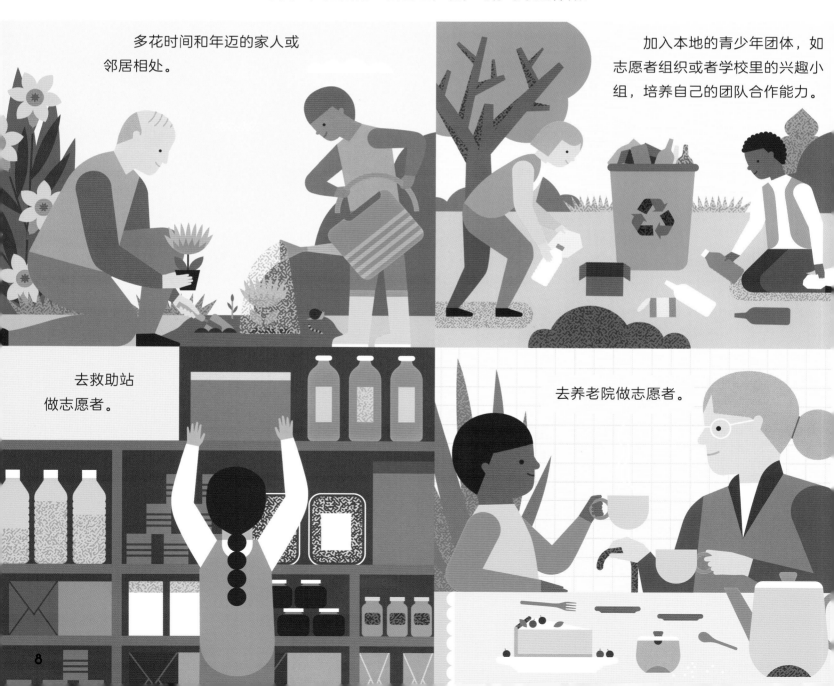

多花时间和年迈的家人或邻居相处。

加入本地的青少年团体，如志愿者组织或者学校里的兴趣小组，培养自己的团队合作能力。

去救助站做志愿者。

去养老院做志愿者。

多和医生、护士或其他医务工作者交谈，了解他们的工作内容。

看看是否有你可以参加的急救课程。

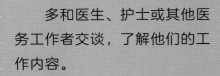

你知道吗？
想要成为一名医生，你就要努力学习相关的科目，比如科学、数学和外语。

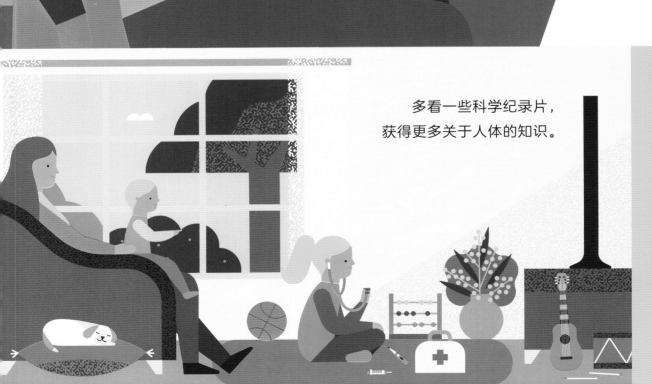

多看一些科学纪录片，获得更多关于人体的知识。

你是不是心地善良又充满好奇心？你是不是热爱学习又善于解决问题？如果是，那么恭喜你拥有成为医生的基本潜质！不过，未来的路上，你**需要学习的东西**还有很多……

成为医生要学些什么？

你需要非常努力地学习，才能考上医学院。在医学院，医学生要学习所有关于人体构造的知识，还要学习各种疾病的治疗方法和药物知识。

成为一名医生，你需要花5~8年时间取得一个医学学位。不过，当医生的学习之路可不是获得学位后就结束了！

你知道吗？

医学生用**人体模型**进行专业训练。

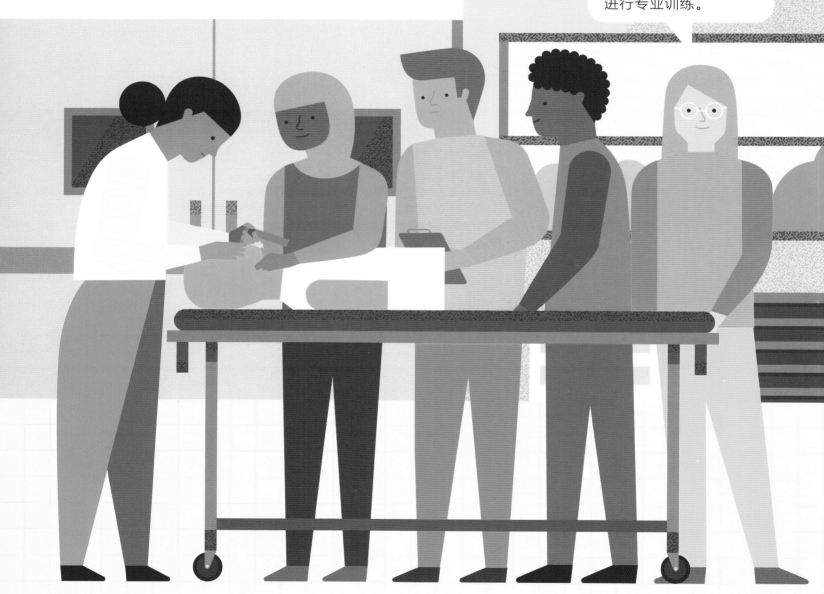

医学生毕业后，要到**医院工作**。他们可能要花费 5 年左右的时间，以**初级医生**的身份在医院的各个科室工作，积累尽可能多的**临床经验**。在这期间，他们会确定自己未来的职业方向，比如，成为神经内科医生或心脏外科医生。不管选择了哪个领域，他们都要努力学习并参加许多考试，才能成为专家。

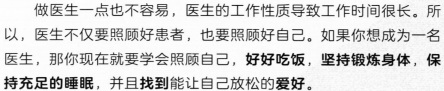

做医生一点也不容易，医生的工作性质导致工作时间很长。所以，医生不仅要照顾好患者，也要照顾好自己。如果你想成为一名医生，那你现在就要学会照顾自己，**好好吃饭，坚持锻炼身体，保持充足的睡眠**，并且**找到**能让自己放松的**爱好**。

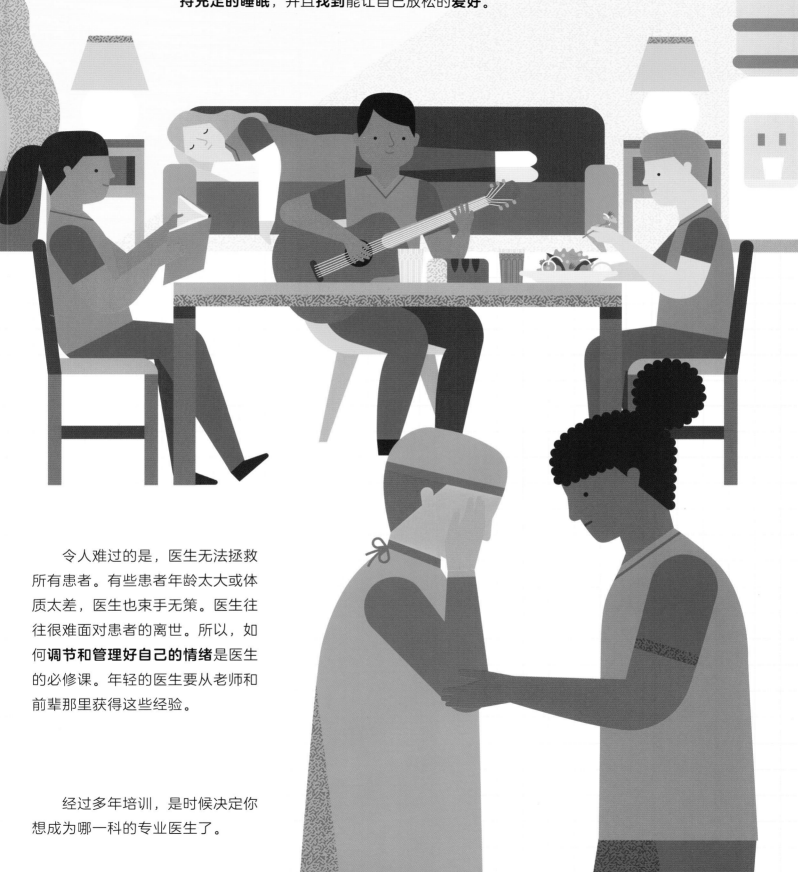

令人难过的是，医生无法拯救所有患者。有些患者年龄太大或体质太差，医生也束手无策。医生往往很难面对患者的离世。所以，如何**调节和管理好自己的情绪**是医生的必修课。年轻的医生要从老师和前辈那里获得这些经验。

经过多年培训，是时候决定你想成为哪一科的专业医生了。

身体不舒服时怎么办?

身体不舒服的时候,可以预约去看医生。预约的医生通常是全科医生。

全科医生也被称为家庭医生,能治疗各种常见的疾病。他们在指导人们如何保持健康和远离疾病方面,发挥着非常重要的作用。

全科医生可以在诊所为患者诊疗,可以去患者家中出诊,也可以用电话与患者交谈,甚至还可以通过视频和患者沟通。

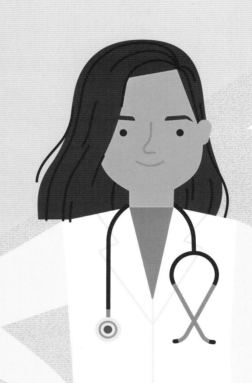

你知道吗?

创作出大侦探福尔摩斯故事的柯南·道尔就是一名全科医生。福尔摩斯的搭档华生也是一名全科医生。

全科医生有时会给患者开一些药,有时会安排专科医生为患者做进一步检查。

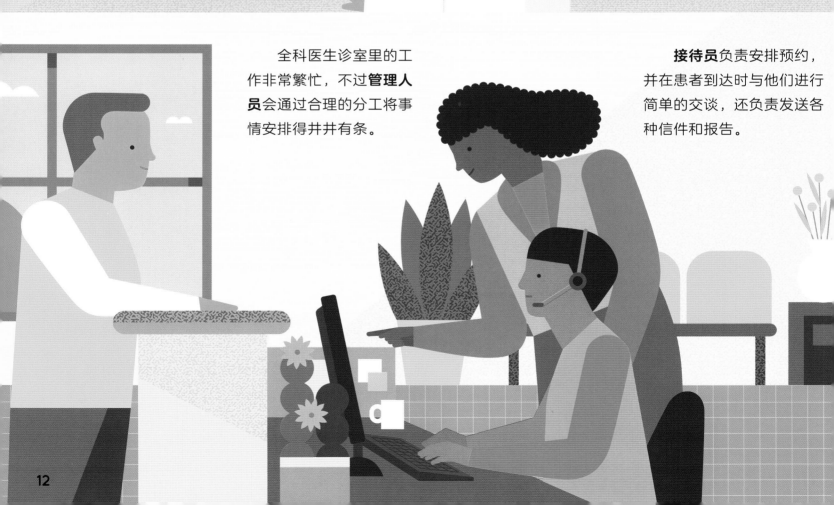

全科医生诊室里的工作非常繁忙,不过**管理人员**会通过合理的分工将事情安排得井井有条。

接待员负责安排预约,并在患者到达时与他们进行简单的交谈,还负责发送各种信件和报告。

理疗师帮助各种因意外、疾病或残疾而影响运动功能的患者进行康复治疗和训练。他们会教授患者不同的训练方法，有时也会借助一些器械让患者恢复得更好。

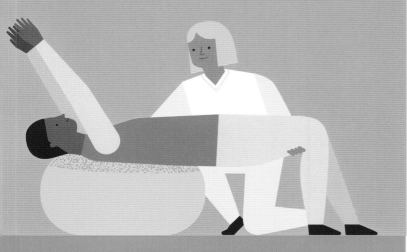

保洁员认真做好清洁工作，为患者提供干净、安全的就诊环境。

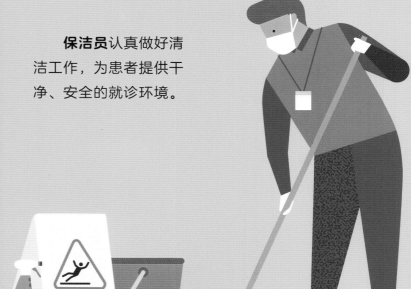

护士负责采集患者的血液样本。

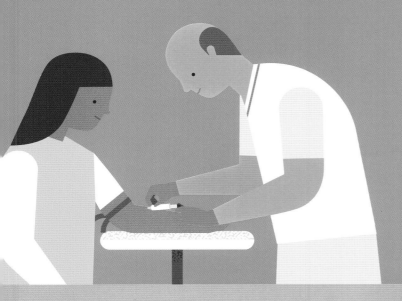

护工负责收集患者的尿液、粪便等样本，并将其送到医院的检验科，由检验科医生进行检验。

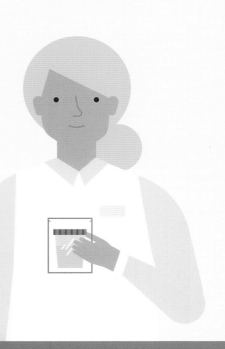

执业护士指导患者进行疾病预防，还会为患者注射疫苗，做一些简单的测试等，有些执业护士甚至还能为患者查体和开药。

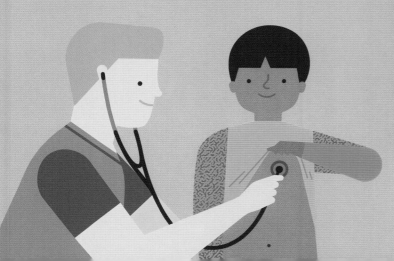

药剂师会将医生开的药物按照正确的用量检查好，交到患者手中。

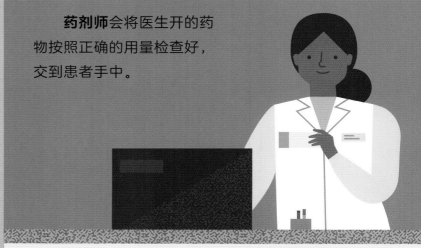

虽然常见的身体问题全科医生都能解决，但如果遇到紧急突发情况，最好还是呼叫救护车**紧急送医**。

遇到急诊该如何应对？

急诊是指发生了紧急情况需要立即就医。如果有人急需救助，可以拨打120医疗急救电话。调度员通过询问了解一些重要的信息后，会做出相应的判断并提供合适的帮助。

急 诊

在拨打120医疗急救电话后，如果患者需要立即去医院，**医护人员**就会乘坐**救护车**迅速赶到。这些医护人员都接受过专业训练，能够在救护车到达医院前对患者进行必要的紧急救治。

你知道吗？

当有人需要紧急医疗救助但救护车无法快速到达时，负责急救的医生和护士有时会直接乘坐直升机赶往援助地点。

急诊科是医院为受伤或其他患急、危、重症的人提供治疗的第一站。急诊医生有很多，他们接受过处理各种紧急情况的训练。因为无法预测即将发生什么紧急情况，所以急诊医生团队要随时做好接诊的准备。

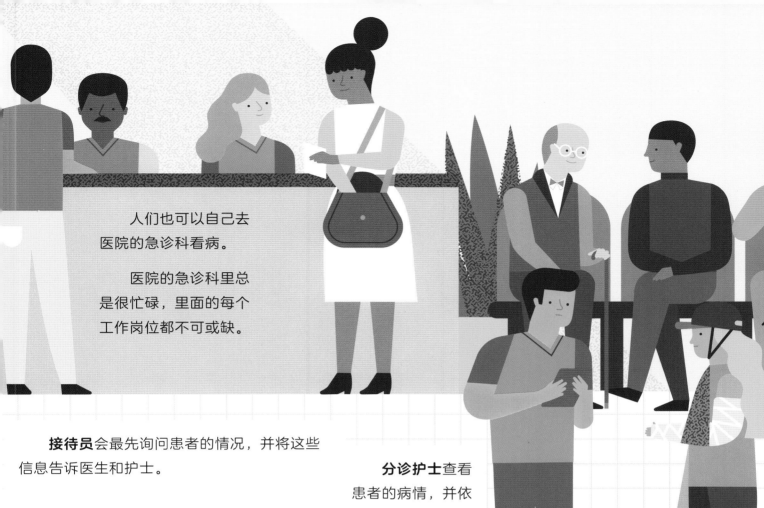

人们也可以自己去医院的急诊科看病。

医院的急诊科里总是很忙碌，里面的每个工作岗位都不可或缺。

接待员会最先询问患者的情况，并将这些信息告诉医生和护士。

预检护士检查患者的生命体征，包括测量血压、体温、脉搏、呼吸、血氧浓度等，有时还需要做血液或尿液检测。

分诊护士查看患者的病情，并依据病情的严重程度安排医生诊治的先后顺序。

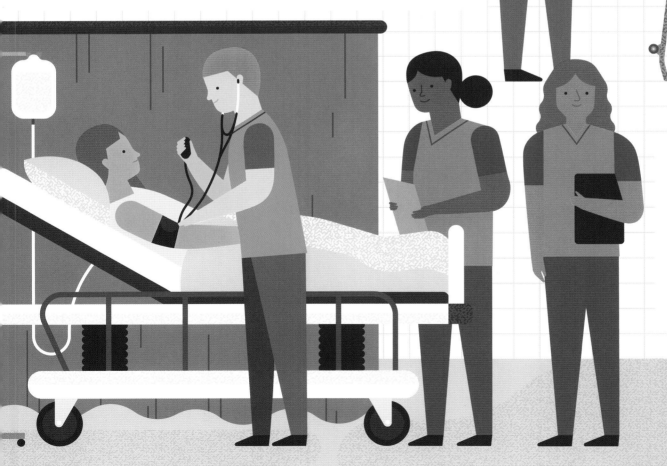

放射技师一般在急诊科的附近工作，负责给患者拍X光片或者CT扫描片，以便检查患者体内的具体情况。

如何给患者做手术?

有时急诊患者需要手术治疗,急诊医生会和其他专科医生一起合作完成手术。

大多数手术都需要提前计划——比如,如果患者的扁桃体反复发炎,那就可能需要给他安排扁桃体切除手术。但如果是突发紧急事件,就要立即安排手术。

血管外科医生对全身血管的情况了如指掌。

泌尿外科医生专门治疗泌尿系统各个器官的疾病。

小儿外科医生负责为各个年龄段需要手术的孩子做手术。

神经外科医生负责给大脑和脊髓做手术。

口腔颌面外科医生专门治疗口腔、下颌、面部、颈部等部位的疾病。

整形外科医生可以修复人们身体上的疤痕,甚至还能为严重烧伤的患者移植新的皮肤。

骨外科医生负责修复各种严重骨折。

耳鼻喉外科医生负责治疗头和颈部部分器官的疾病,主要是耳朵、鼻子和喉咙。

你知道吗?

手术过程中,为了避免污染手术环境,进入手术室的每个人必须穿戴好一套特殊的防护服,包括手术帽、口罩、手套、手术服、鞋子等。

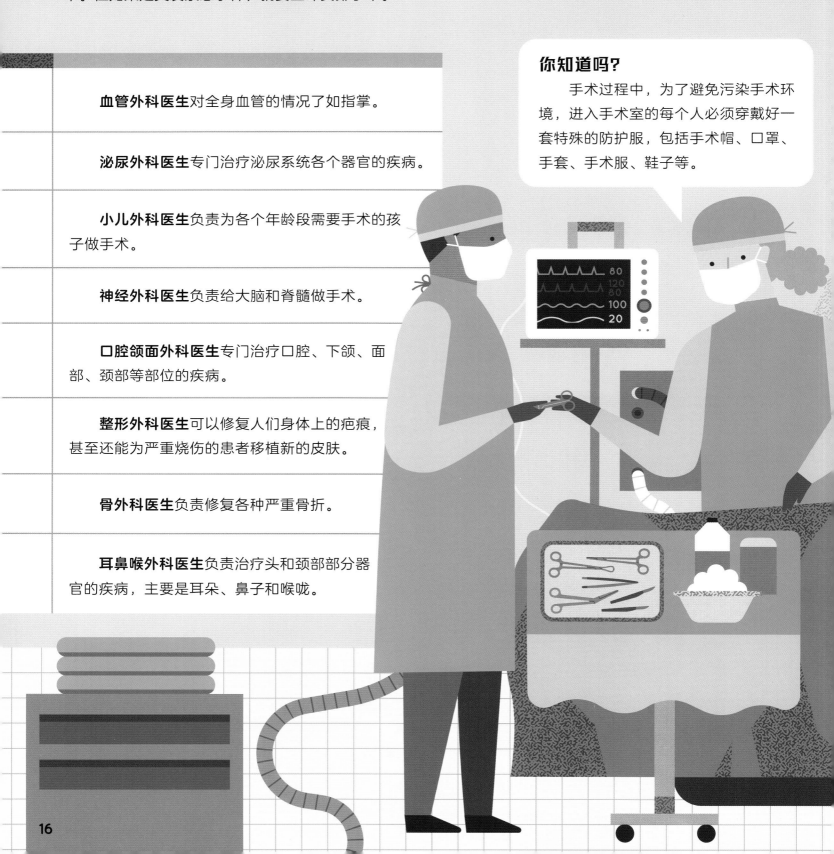

要成为一名外科医生，需要具有良好的**手眼协调能力**及**充沛的精力**，因为一台手术可能需要很长时间。外科医生还要具备**与他人合作的能力**，同时也必须是值得信赖的**团队领袖**，能出色地处理手术中的突发问题。

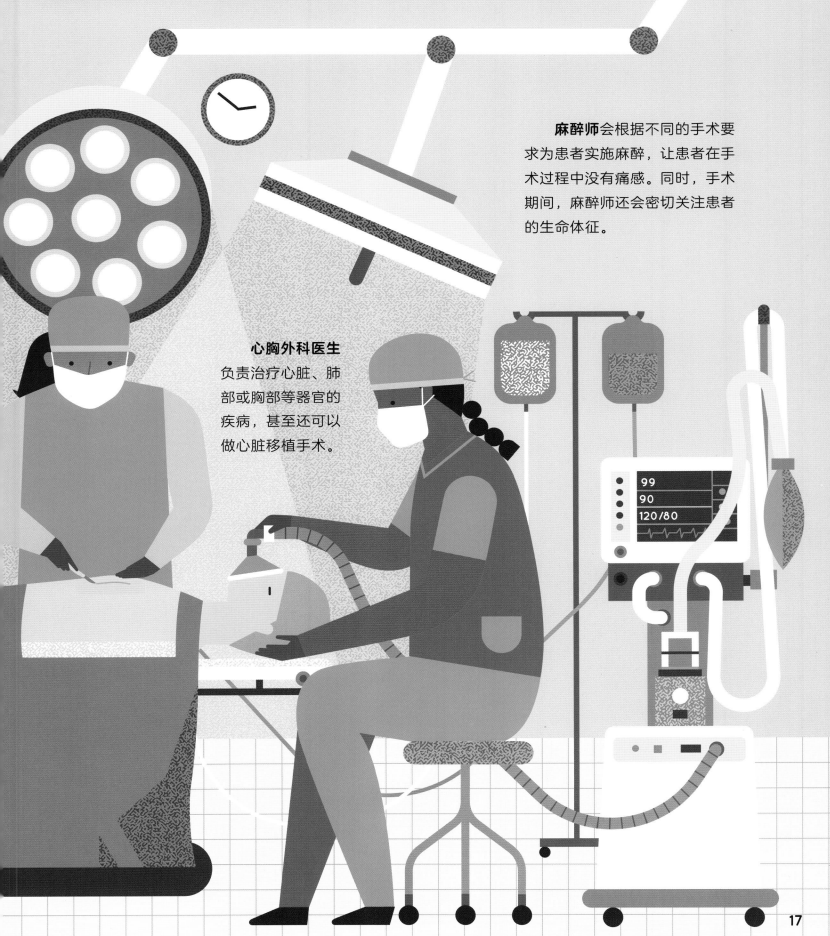

麻醉师会根据不同的手术要求为患者实施麻醉，让患者在手术过程中没有痛感。同时，手术期间，麻醉师还会密切关注患者的生命体征。

心胸外科医生
负责治疗心脏、肺部或胸部等器官的疾病，甚至还可以做心脏移植手术。

99
90
120/80

产妇生宝宝时怎么办？

大多数孕妇都会在医院生宝宝。当女性怀孕以后，会有一个很重要的医生团队负责为孕妇做各项产前检查。

助产士是怀孕和分娩方面的专家，他们通过监测孕妇整个孕期的情况来指导孕妇备产，同时帮助产妇自然分娩。

你知道吗？

据统计，仅在2021年，我国平均每天有近3万宝宝出生！

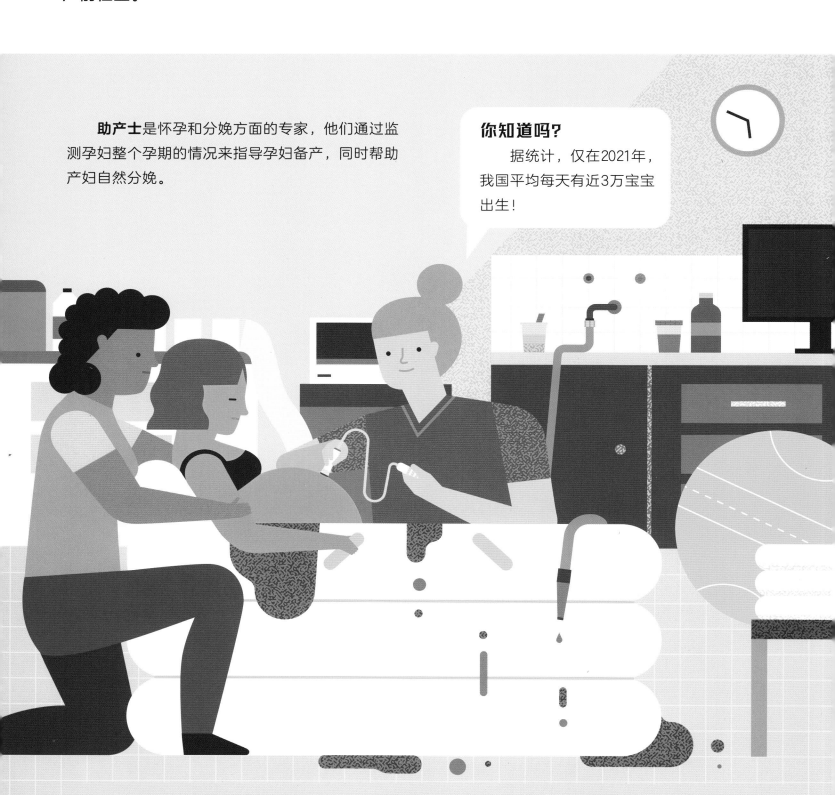

当孕妇在孕期或产妇在分娩时遇到突发状况，需要紧急医疗救治时，助产士就会请**产科医生**来帮忙。产科医生在怀孕和分娩方面受过专业训练，他们能处理各种复杂的情况。他们要确保孕妇状态良好，直至宝宝安全出生。

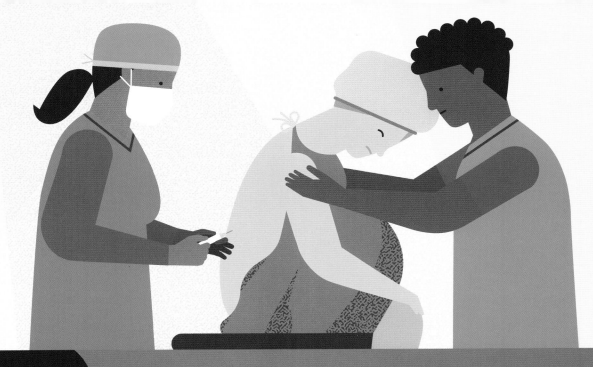

麻醉师会使用不同种类的药物来减轻产妇分娩时的痛苦。对于那些需要手术才能让宝宝安全出生的产妇，麻醉师会给产妇注射特殊的药物，让其身体局部麻醉，来达到镇痛的目的。

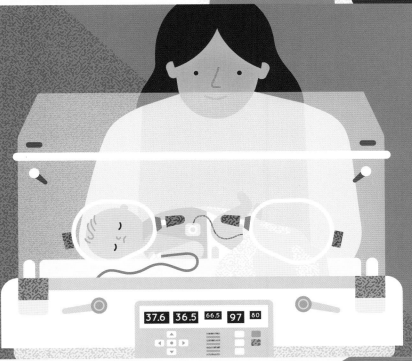

有些宝宝是**早产儿**，他们提前从妈妈肚子里出来，体质很弱，可能需要住院，直到他们足够健康和强壮才能出院。

早产儿一般住在**新生儿病房**，由**新生儿科医生**照料。这些医生会治疗身体出现问题的新生儿。

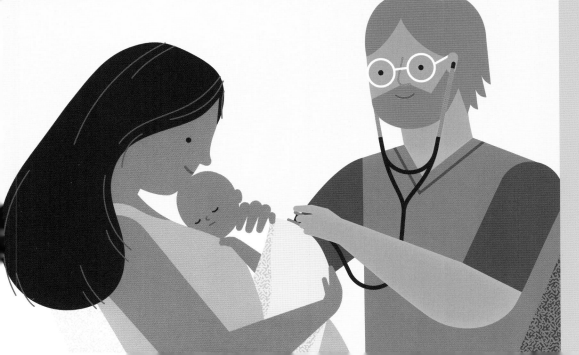

新生儿科医生会解决宝宝出生后遇到的各种身体问题。新生儿出院前，医生会给新生儿做体检，让宝宝健康、安全地回家。

谁来照顾老年人？

随着年龄的增长，每个人的身体都会发生变化，这意味着当人们老了，会经常需要额外的关注和照顾。

老年人行动会变得迟缓，身体平衡能力也在慢慢减退，经常容易摔倒。他们的心脏或身体其他器官衰老之后，可能需要使用大量的药物。有时，他们也会变得越来越健忘。

负责照顾老年人的医生们是一个**庞大的专业医疗团队**，他们不仅负责老年人的医疗问题，还会关心老年人的情绪变化。

这些医生都很擅长和老年人**沟通**，他们会**耐心地倾听老年人说话**，还会对老年人的一些生活所需给予支持与帮助。

你知道吗？

根据科学统计，目前我国女性的平均寿命比男性的长。

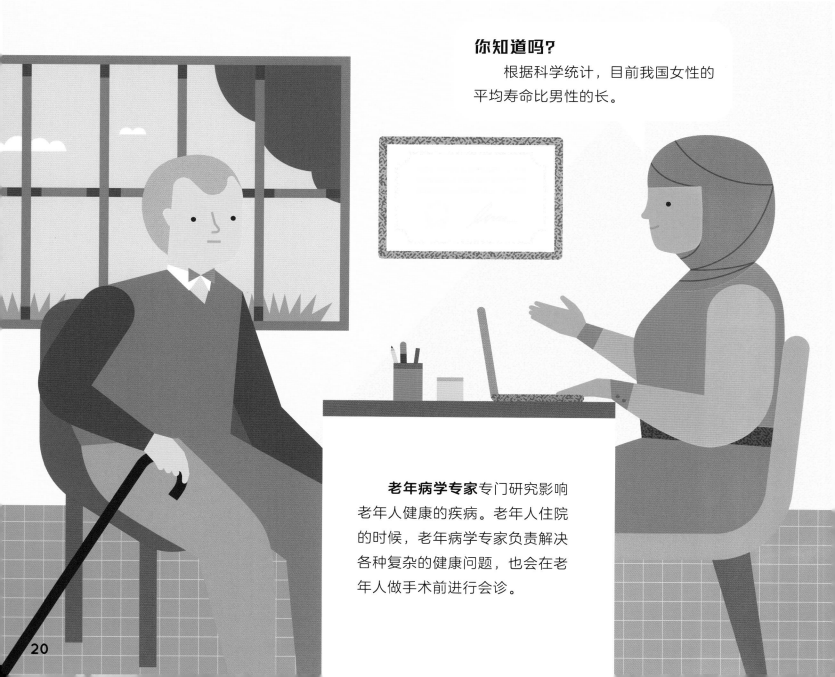

老年病学专家专门研究影响老年人健康的疾病。老年人住院的时候，老年病学专家负责解决各种复杂的健康问题，也会在老年人做手术前进行会诊。

职业治疗师会训练行动有困难的老年人，帮助他们克服身体障碍，协助他们练习一些日常动作，比如穿衣服、上楼梯、洗澡和吃饭。

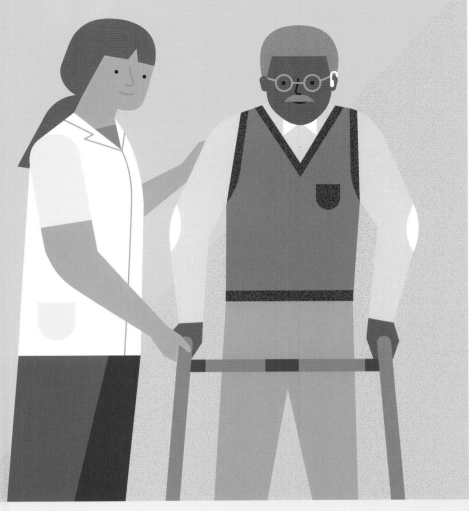

养老机构的**社会工作者**会关照老年人生活的方方面面，从给老年人找合适的住所，到帮助老年人理财，都是他们的工作范围。

他们会安排专人帮老年人打扫房间，准备好食物送到老年人的家中，甚至会帮助老年人购物，确保老年人生活舒适。

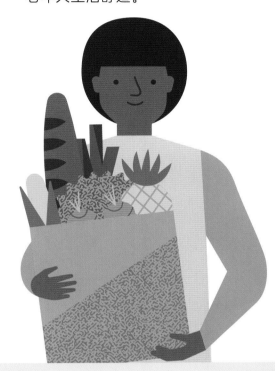

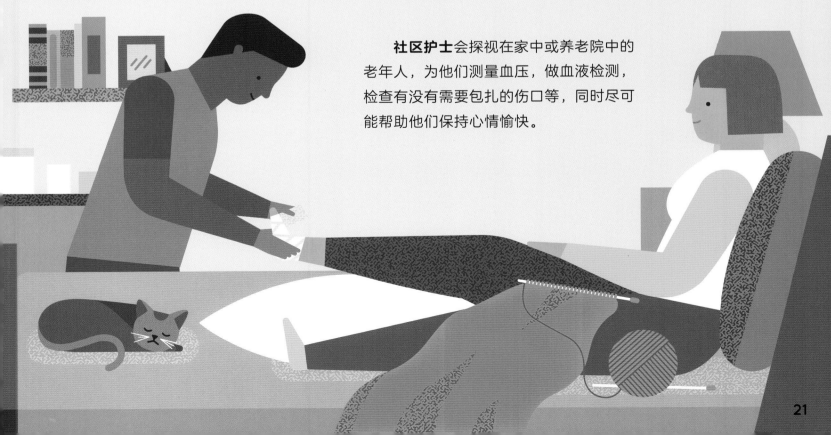

社区护士会探视在家中或养老院中的老年人，为他们测量血压，做血液检测，检查有没有需要包扎的伤口等，同时尽可能帮助他们保持心情愉快。

你对人类思考问题的方式感兴趣吗？

大脑非常强大，是人体重要的组成部分。它不仅掌控着我们的想法，也支配着我们的感受。

有时候思虑太多，会让人有压力，感到焦虑或沮丧。各个领域的**精神卫生**、**心理健康专家**，会帮助人们变得更健康和快乐。这些专家都非常**友好**、**耐心**，且**善于倾听**和**交谈**。

精神科医生和其他心理健康专家一起诊断精神类疾病，为患者开处方，同时进行一些辅助治疗，比如开展心理咨询和心理干预。

咨询师和**治疗师**会通过谈话让来访者倾诉，然后引导来访者换一个角度或者更清晰地看待事物。

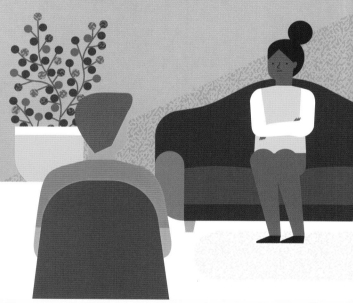

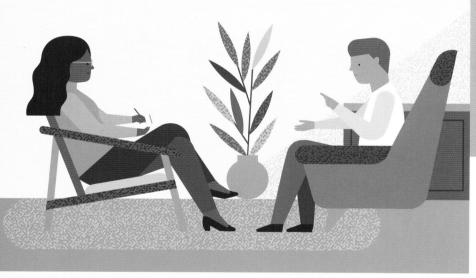

心理学家会花时间与人交谈，帮助人们理解自己的思想、感受和行为。

儿童心理学家会一边和孩子交谈，一边陪孩子玩玩具。

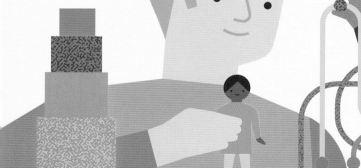

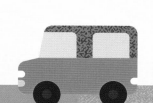

神经心理学家研究脑部与心理和行为的关系，研究对象是正常人及患有脑部疾病或脑损伤的人，因此他们需要精通脑部的结构和功能。

他们使用特殊的仪器对脑部进行**核磁共振扫描**，从而获得脑部影像。

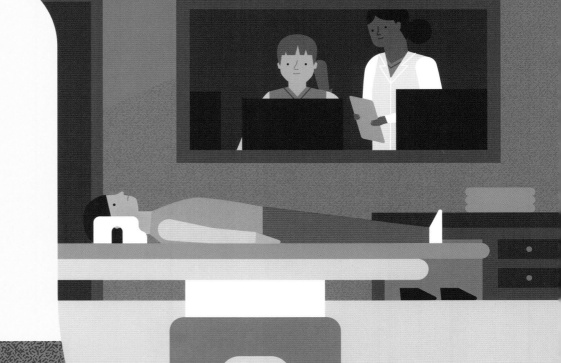

精神卫生护士不仅在医院工作，也会去患者家中探望，帮助那些精神健康存在问题并且正在逐渐康复的人。

心理互助小组的同伴们会用自己从康复经历中获得的经验来鼓励和帮助其他正在接受心理健康治疗的人。

你知道吗？

吃得好，睡得好，坚持锻炼，能让一个人的身心更健康。

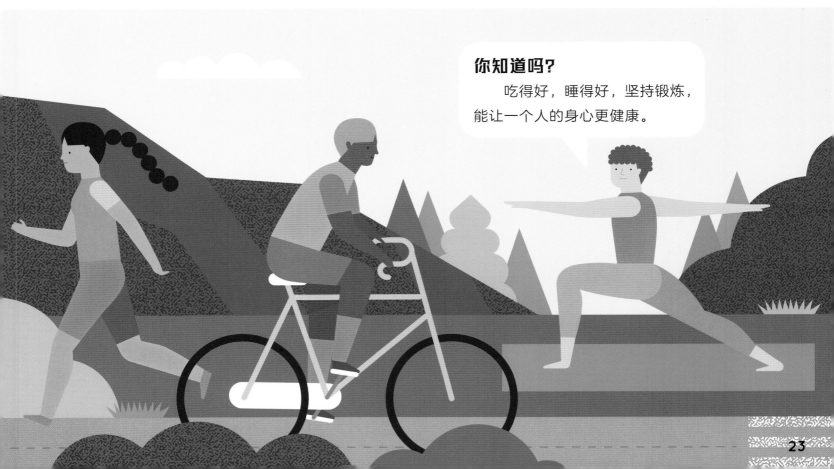

你喜欢做科学实验吗?

医生有时需要医学科学家的帮助才能将患者治好。医学科学家有点像侦探,他们始终保持着好奇心,密切关注细节,并且非常善于解决问题。

当病原体侵入人体后,人在机体免疫功能低下的情况下就会生病,这个过程就叫作感染。为了对症下药,医生需要知道患者是被哪一种病原体感染的。**医学微生物学家**是研究病原体的专家,他们通过显微镜检验患者的唾液、血液、尿液、粪便,有时甚至会检验脊柱里的脑脊液。

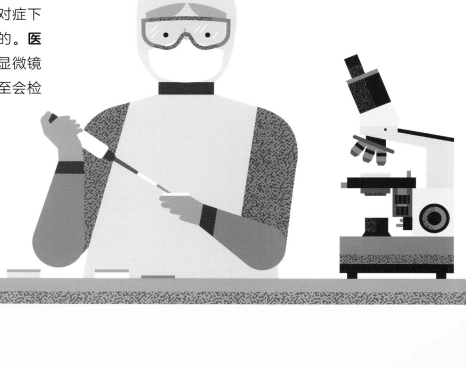

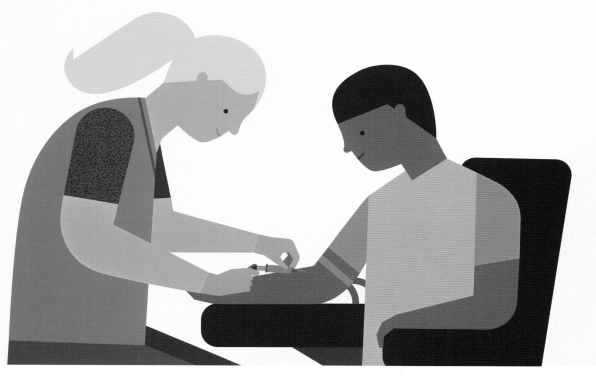

感染可能会导致疾病,但疾病的产生还有其他原因。如果医生怀疑患者的血液有问题,就会将采集到的血液样本送到实验室,由**检验科医生**进行检验。

医生还可以将患者的血液或其他样本送到**临床检验专家**的实验室,临床检验专家会通过研究患者体内化学物质等的变化,帮助医生做出诊断和寻找治疗方案。

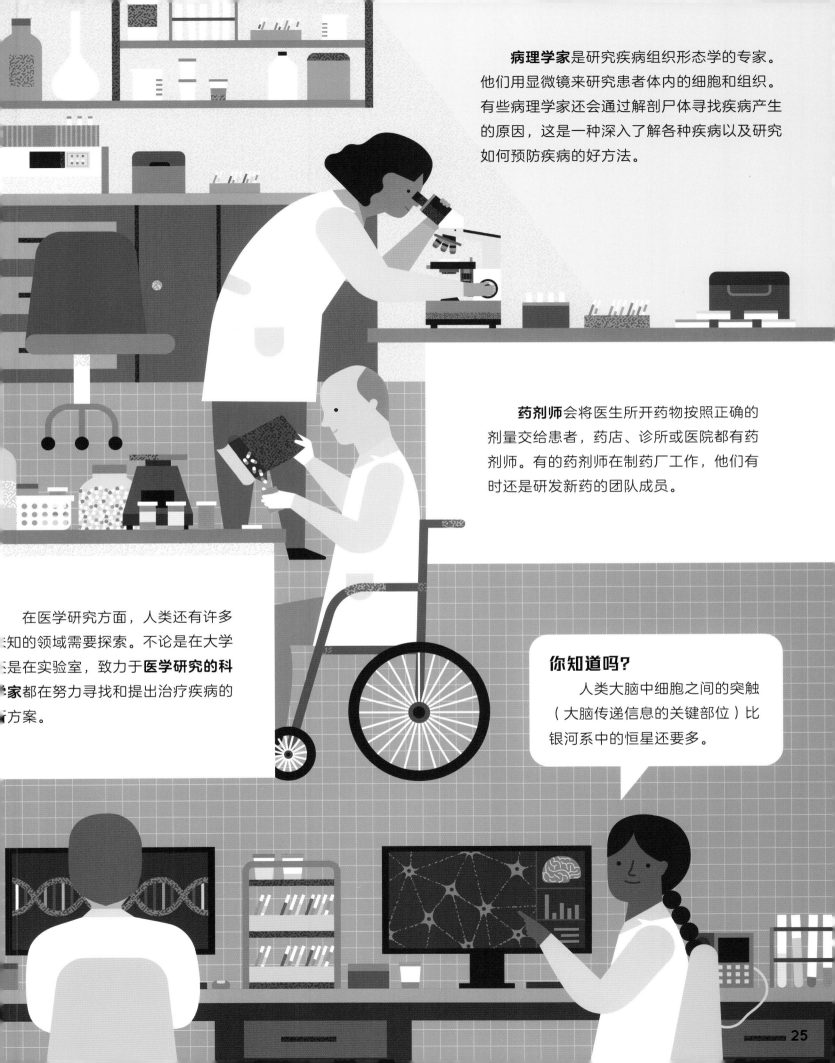

病理学家是研究疾病组织形态学的专家。他们用显微镜来研究患者体内的细胞和组织。有些病理学家还会通过解剖尸体寻找疾病产生的原因，这是一种深入了解各种疾病以及研究如何预防疾病的好方法。

药剂师会将医生所开药物按照正确的剂量交给患者，药店、诊所或医院都有药剂师。有的药剂师在制药厂工作，他们有时还是研发新药的团队成员。

在医学研究方面，人类还有许多未知的领域需要探索。不论是在大学还是在实验室，致力于**医学研究的科学家**都在努力寻找和提出治疗疾病的新方案。

你知道吗？
人类大脑中细胞之间的突触（大脑传递信息的关键部位）比银河系中的恒星还要多。

还有哪些拯救生命的工作？

如果你热爱运动和科学，也许你能成为一名**运动医生**。运动医生是职业运动员（比如足球运动员、体操运动员、橄榄球运动员等）的保健医生。在运动员受伤与身体康复期间，运动医生要协助他们恢复身心健康。

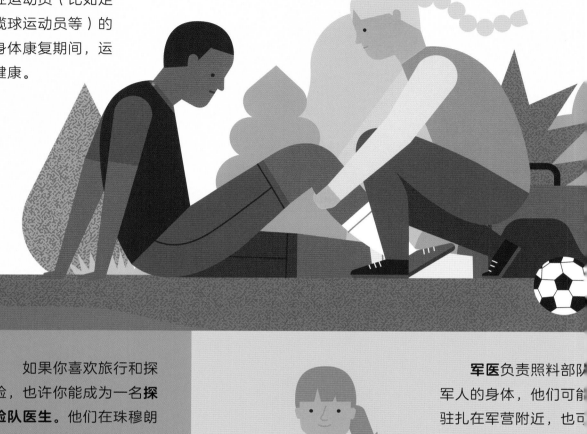

如果你喜欢旅行和探险，也许你能成为一名**探险队医生**。他们在珠穆朗玛峰、南极或撒哈拉沙漠等环境恶劣的地方工作，为探险家和研究人员的身体健康保驾护航。

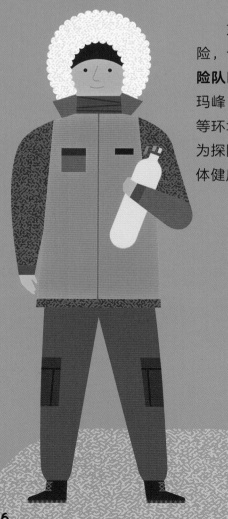

军医负责照料部队军人的身体，他们可能驻扎在军营附近，也可能随着军事行动小组辗转在各个地方。一旦遇到紧急医疗情况，军医必须果断采取行动。

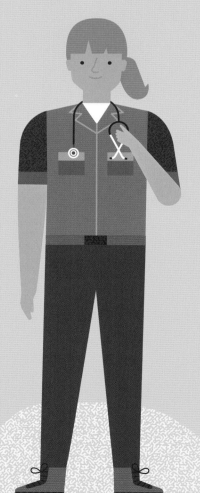

法医会在犯罪现场进行勘查，寻找犯罪的证据。他们的专业知识能帮助警察抓捕罪犯。

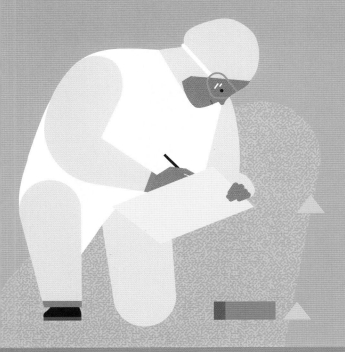

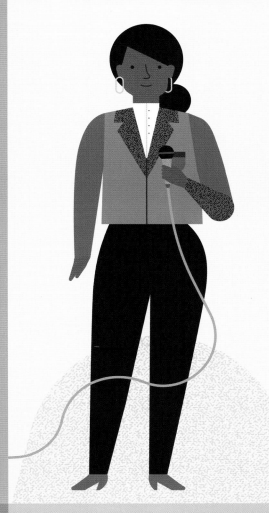

还有一些医生会**通过多种媒体进行工作**，他们会在新闻节目中发布与健康相关的信息，也会在一些节目上提出保持身体健康的建议。有时，他们还会在网络平台上发一些录制的音频或视频，也会出版关于健康养生的书籍。

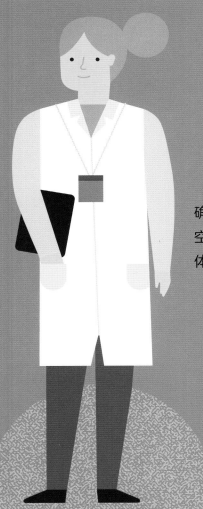

太空医生要确保宇航员在太空"旅行"时身体健康。

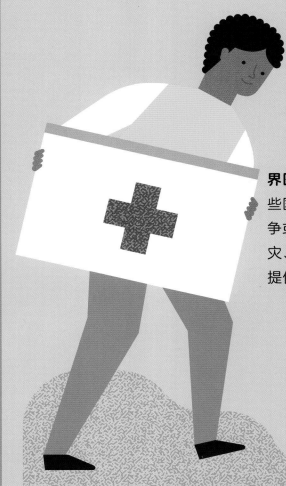

有些医生会加入**无国界医生组织**。他们前往一些国家和地区，为陷入战争或自然灾害（如丛林火灾、飓风和洪水）的人们提供医疗援助。

如何应对全球健康危机？

当一种传染病扩散后导致大规模感染，引起疾病流行甚至大流行时，就需要专家找出导致这种传染病传播的病毒，了解什么类型的人容易被传染，如何阻断它的进一步传播，以及如何消灭这种病毒。

公共卫生专家关注的是整个群体而不是个别人的健康。他们的工作重点是努力寻找改善人群健康状况和阻止疾病传播的新方法。

你知道吗？

疾病的"流行"指一种疾病只在一个地区传播，"大流行"指疾病在几个国家或大洲之间传播。

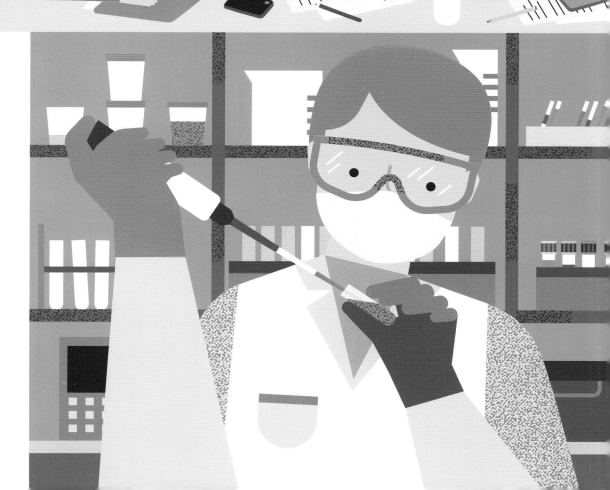

流行病学家通过收集和研究大量信息来调查在人群中迅速传播的疾病的情况，找出引起疾病的原因及疾病传播途径，再向医生、科学家和政府提出控制疾病传播的建议。

志愿者常常会为医院、护理中心或慈善机构服务。他们有时甚至会参与测试新药。总之，志愿者致力于帮助那些患上疾病的人。

病毒学家是致力于病毒学研究的专家。在传染病流行或大流行期间，他们会与公共卫生专家、流行病学家密切合作，查明病毒的传播途径。

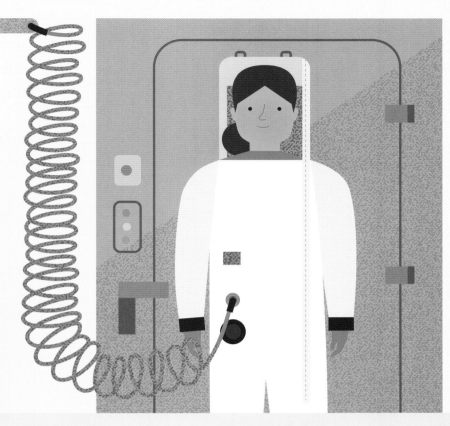

免疫学家与其他医疗团队合作，发现全新的治疗方法或研发新的疫苗，以此来抑制病毒的蔓延。

一个国家的**首席医疗官**是资深医学专家，通常他会对影响本国人民健康问题的有关事宜向政府提出建议。

世界各地有许多专家为**世界卫生组织**（World Health Organization，简称WHO）工作，他们一起致力于阻止疾病的蔓延，保障世界各地人们的安全健康。

人类的医疗保健工作非常重要。医生、科学家和其他医务工作者每天都在努力阻止疾病的传播，他们拯救了无数人的生命。也许有一天，你也会成为一名救死扶伤的英雄！

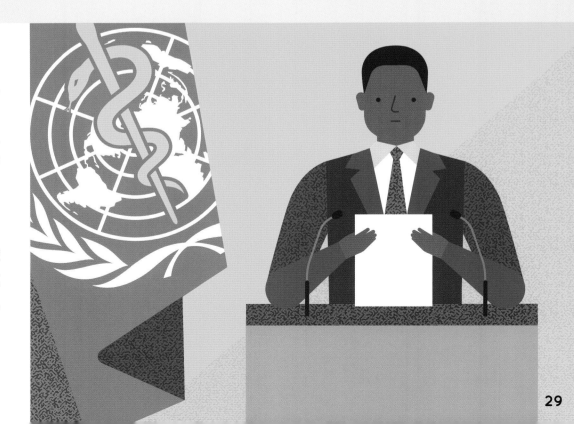

加入我们吧！

如果你想离梦想更近一步，成为拯救生命的医生，那么有很多事情，
现在就可以试着做哦。

你可以拜访医生、护士等医疗专业人士，和他们聊天，了解他们工作的内容；
你甚至可以尝试找机会和他们一起工作，做一些更具体的事情。

你可以联系当地的养老院，询问是否有志愿服务的机会；
可以参加医院组织的培训讲座，学习更多的医学知识；
你还可以学习一些急救课程，在救助站为无家可归者提供帮助……

最重要的是，你要有乐于助人的品质和拯救生命的热情！

一些比较有用的组织及其网站：

世界卫生组织 https://www.who.int/
联合国儿童基金会 https://www.unicef.org/zh
《柳叶刀》杂志 https://www.thelancet.com/
联合国志愿者 https://www.unv.org/
国际志愿者协会 http://intvolunteer.org/
中国疾病预防控制中心 https://www.chinacdc.cn/
中国青年志愿者 http://www.zgzyz.org.cn/
中国数字科技馆 https://www.cdstm.cn/

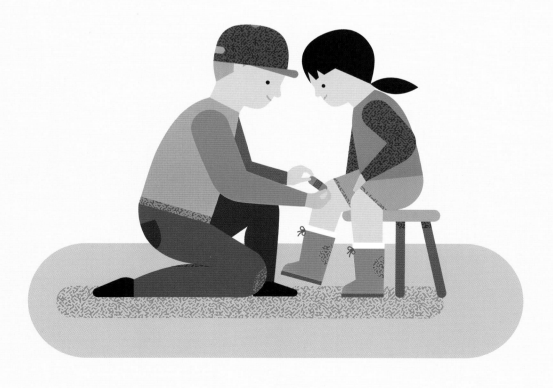

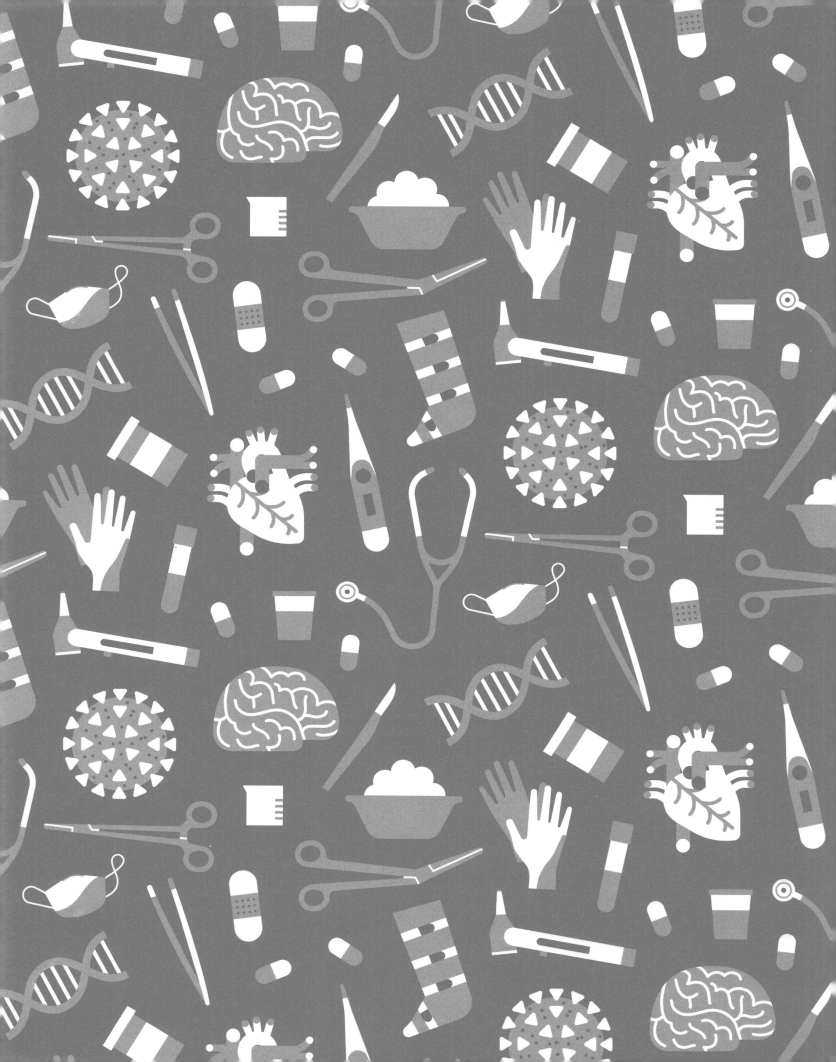